新型结核菌素皮肤试验使用手册

Handbook of Creation Tuberculin Skin Test（C-TST）

主编 卢水华 陆 伟

U0199506

人民卫生出版社

·北 京·

图书在版编目（CIP）数据

新型结核菌素皮肤试验使用手册／卢水华，陆伟主编. — 北京：人民卫生出版社，2021. 4

ISBN 978-7-117-30553-2

Ⅰ. ①新… Ⅱ. ①卢… ②陆… Ⅲ. ①结核菌试验-皮肤试验-手册 Ⅳ. ①R52-62②R446. 61-62

中国版本图书馆 CIP 数据核字（2020）第 185895 号

人卫智网	www.ipmph.com	医学教育、学术、考试、健康，购书智慧智能综合服务平台
人卫官网	www.pmph.com	人卫官方资讯发布平台

新型结核菌素皮肤试验使用手册

Xinxing Jiehejunsu Pifu Shiyan Shiyong Shouce

主　编：卢水华　陆　伟

出版发行：人民卫生出版社（中继线 010-59780011）

地　址：北京市朝阳区潘家园南里 19 号

邮　编：100021

E - mail：pmph @ pmph.com

购书热线：010-59787592　010-59787584　010-65264830

印　刷：北京顶佳世纪印刷有限公司

经　销：新华书店

开　本：889×1194　1/32　　**印张**：2

字　数：52 千字

版　次：2021 年 4 月第 1 版

印　次：2021 年 6 月第 1 次印刷

标准书号：ISBN 978-7-117-30553-2

定　价：25.00 元

打击盗版举报电话：**010-59787491**　E-mail：**WQ @ pmph. com**

质量问题联系电话：**010-59787234**　E-mail：**zhiliang @ pmph. com**

《新型结核菌素皮肤试验使用手册》编写委员会

主　审

　　肖和平（同济大学附属上海市肺科医院）

　　王国治（中国食品药品检定研究院）

主　编

　　卢水华（上海市公共卫生临床中心）

　　陆　伟（江苏省疾病预防控制中心）

编　者（按姓氏笔画排序）

　　马　艳（中国中医科学院中医临床基础医学研究所）

　　王卫华（武汉市肺科医院）

　　王晓萌（浙江省疾病预防控制中心）

　　邓群益（深圳市第三人民医院）

　　卢水华（上海市公共卫生临床中心）

　　申阿东（首都医科大学附属北京儿童医院）

　　白丽琼（湖南省结核病防治所）

　　成　君（中国疾控中心结核病预防控制中心）

　　成诗明（中国防痨协会）

　　朱凤才（江苏省疾病预防控制中心）

　　仵倩红（陕西省结核病防治院）

　　许卫国（江苏省疾病预防控制中心）

　　李　涛（上海市公共卫生临床中心）

　　吴　琦（天津市海河医院）

序

结核病是由结核分枝杆菌感染发生的慢性传染病,是导致人体健康损害的主要原因,位列全球十大死因之一,是单一传染病中的头号杀手。历年来,我国政府高度重视结核病防治工作,制定国家结核病防治规划,将加强结核病防治科学研究作为结核病控制策略的重要内容。为了实现《国家中长期科学和技术发展规划纲要(2006—2020 年)》的目标,自 2008 年开始,国家设立了"艾滋病和病毒性肝炎等重大传染病防治科技重大专项",将结核病防治研究作为六大研究领域之一。在传染病防治科技重大专项的顶层设计和支持下,全国结核病防治产、学、研、用合作机制不断完善,结核病诊、防、治创新能力不断提高,一批重大关键技术、方法和产品的研究取得了新的突破,达到国际领先水平,为国家结核病防控提供了有力的科技支撑。

重组结核杆菌融合蛋白(EC),通过国家传染病防治科技重大专项的连续资助,采用关键核心技术成果转化、集成创新研发,于 2020 年 4 月获得国家 1 类新药证书批准成功上市。该产品是国家传染病防治科技重大专项取得的代表性成果之一,是我国自主研发的结核病免疫学诊断技术的新的突破,达到国际领先水平。世界卫生组织 2020 年结核病报告将结核潜伏感染的诊断方法分为皮肤试验和 γ-干扰素试验两种,其中皮肤试验又分为传统的结核菌素皮肤试验(TST)和新型结核菌素皮肤试验(creation tuberculin skin test, C-TST)。重组结核杆菌融合蛋白(EC)皮肤试验已被世界卫生组织 2020 年结核病报告列为

C-TST。重组结核杆菌融合蛋白（EC）是选择能够高效表达结核分枝杆菌 ESAT6-CFP10 基因的大肠杆菌，经发酵、分离和纯化后制成。ESAT-6 蛋白和 CFP-10 蛋白具有良好的免疫活性，可以刺激 T 淋巴细胞增殖、诱导 T 淋巴细胞释放 IFN-γ、诱发迟发型Ⅳ变态反应。因此，使用重组结核杆菌融合蛋白（EC）制剂进行人体皮肤试验，可检测机体是否感染了结核分枝杆菌。该检测方法具有较好的灵敏度和特异度，不受卡介苗接种和非结核分枝杆菌感染的影响。

目前，全球有 1/4 的人感染了结核分枝杆菌，估算全球结核菌感染人数达到 17 亿。结核潜伏感染（LTBI）是结核新发病人的重要来源，世界卫生组织将开展 LTBI 的系统筛查和干预纳入 2035 年终止结核病策略的三大支柱内容。目前，我国人群结核感染基数大、发病人数多，要实现 2035 年终止结核病目标，需加强对结核潜伏感染的筛查和干预，不断加强研发和推广使用新技术和新方法。重组结核杆菌融合蛋白（EC）皮肤试验是针对我国结核病防控的重大需求，用于 LTBI 的筛查、病原学阴性肺结核和肺外结核的辅助诊断、卡介苗接种与结核感染的鉴别诊断，以及在结核分枝杆菌感染与非结核分枝杆菌感染的鉴别诊断等方面具有较好的灵敏度和特异度。该方法采用皮肤试验，操作简便、实用范围广，尤其能为基层医疗卫生机构、为临床一线结核病防控增添新的利器。

然而，我国结核病防控还有许多科技瓶颈问题没有解决。结核病技术与产品在技术前沿性、集成性、系统性和标准化方面与国际先进水平尚有一定的差距。希望全国结核病研究相关领域的科学家、企业家和全国的防痨科技工作者共同努力，研发出越来越多的创新产品，为提高我国结核病防控科技水平，为最终实现终止结核病目标做出新的贡献。

金　奇

2020 年 7 月

前　言

据世界卫生组织（WHO）报告，2018年全球新发结核病患者1 000万，全球有1/4的人感染了结核分枝杆菌，估算全球结核分枝杆菌感染人数达17亿。WHO全球终止结核病策略目标提出，到2035年结核病发病率和死亡率与2015年比分别下降90%和95%。WHO终止结核病策略的三大支柱内容包括逐步消除大量存在的结核潜伏感染（LTBI），开展LTBI的系统筛查并进行预防性干预。这是WHO第一次将消除LTBI作为结核病控制策略的重要内容。一般认为，人体感染结核分枝杆菌后，一生中结核病的发病风险为5%～10%，如果同时受到艾滋病病毒的感染，结核病年发病概率可达到7%～10%，一生中结核病的发病风险高达50%。因此，LTBI的问题不解决，将给终止结核病目标的实现带来很大的困难。

我国四次全国结核病流行病学调查中开展了结核潜伏感染调查，近年来，结核潜伏感染的诊断方法和干预措施也在不断研究发展。2000年第四次全国结核病流行病学抽样调查时，采用结核菌素皮肤试验（TST）开展了结核感染调查。结果显示：全人群TST硬结平均直径≥6mm的比例为44.5%，≥6mm的比例10mm为28.3%，以TST硬结平均直径≥10mm作为界值估算全国结核感染人数约3.5亿。TST方法简单，便于操作，不需要特殊的仪器设备，已广泛使用于结核潜伏感染筛查和肺结核的辅助诊断。因TST使用的抗原为结核菌纯蛋白衍生物（PPD），其含有的200多种抗原成分与卡介苗（BCG）和非结核分枝杆菌(NTM)抗原成分相同,容易发生交叉反应。近十年来,由于γ-干扰素释放试验(IGRAs)分析技术的研发,作为结核感染免疫检测新方法在临床逐步使用。2013年"国家传染病防治科技重大专项"对4个农村地区≥15岁的人群使用IGRAs进行LTBI研究,IGRAs阳性率为18.3%,按此估算全国结核感染人数约2.5亿。IGRAs特异性高,用于结核潜伏感染筛查、肺结核辅助诊断具有重要价值。但检测需要特殊的仪器并在实验室进行,在基层大规模人群结核感染筛查可能受到一些条件的局限。结核抗体检测在临床用于病原学阴性肺结核的辅助诊断,检测结果阳性可反映为结核感染或者肺结核患者,但不同产品的灵敏度和特异度不一。

重组结核杆菌融合蛋白(EC)皮肤试验是我国自主研发的C-TST。WHO联合遏制结核病全球合作伙伴组织(Stop TB Partnership)发布的《新型结核检测方法的评价框架》指出,重组结核杆菌融合蛋白(EC),与目前国际上通用的IGRAs技术方式检测原理相同,因采用皮肤试验,且具有更好的操作特性,是易于在社区扩大规模使用的新的检测方法。C-TST经与PPD和IGRAs临床试验研究结果显示,有较好的安全性、灵敏度和特异度。C-TST,不仅作为人群结核分枝杆菌感染的检查手段之一,对病原学阴性肺结核、肺外结核的辅助诊断具有较好的作用。由于C-TST能区别卡介苗接种和自然感染,对儿童结核病诊断有更加重要的诊断价值。C-TST操作简单,不需要特殊的仪器和设备,尤其适合于开展人群结核潜伏感染筛查、密切接触者调查以及各级医疗卫生机构肺结核临床诊断使用。

为了规范各级医疗卫生机构对C-TST的应用,发挥C-TST在LTBI筛查和肺结核辅助诊断中的作用,中国防痨协会组织各研究单位的专家及结核病防治、临床、实验室等领域的专家共同编写了《新型结核菌素皮肤试验使用手册》(以下简称《手册》)。本《手册》包括五章,重点介绍了我国结核病流行病学现状、重组结核杆菌融合蛋白(EC)的研究、C-TST不良反应及处理、C-TST 的质量控制等内容。本《手册》可供各级疾病预防控制机构(结核病防治机构)、医疗机构以及学校卫生保健机构开展 C-TST 操作的工具书和培训教材。

由于时间有限,编写中难免存在不妥之处。希望广大的读者在使用过程中提出宝贵意见,以利于不断修改完善。

编　者

2020 年 7 月

目 录

第一章 概　　述

结核病是由结核分枝杆菌通过呼吸道传播而发生感染的慢性传染病,是单一传染病中的头号杀手,位列全球十大死因之一。结核分枝杆菌最易侵犯肺部形成肺结核,也可侵害人体其他部位表现为肺外结核。

第一节　结核病疫情流行现状

据 WHO 报告,2018 年全球 1/4 的人感染了结核分枝杆菌,估算全球感染人数为 17 亿,全球有 1 000 万新发结核病病例,结核病发病率平均为 130/10 万。全球新发结核病/艾滋病病毒(TB/HIV)双重感染 25.1 万,新增约 48.6 万利福平耐药结核病病例(其中 78% 为耐多药结核病),耐药结核仍然是一项全球公共卫生危机。2018 年估算全球共有 124 万 HIV 阴性患者因结核病死亡,结核病死亡率为 16/10 万。在全球范围内,结核病发病率的平均下降为每年 1.6%,2015 年至 2018 年间累计仅下降了 6.3%,与终止结核病策略设定的 2015 年至 2020 年间实现发病率下降 20% 的里程碑相去甚远。

我国是全球 30 个结核病高负担国家之一。2018 年我国结核病发病数为 86.6 万,发病率为 60/10 万,占全球的 8.7%,估算耐利福平患者 6.6 万,结核病发病数位居全球第二位。2000 年我国第四次全国结核病流行病学调查结果显示,全人群 TST 硬结直径≥10mm 为 28.3%,2013 年"十二五"传染病科技重大专项

1

在我国四省农村地区开展的 5 岁以上人群结核分枝杆菌潜伏感染调查,对 21 022 人分别采用结核菌素皮肤试验和 γ-干扰素释放试验进行检测,结果显示:结核菌素皮肤试验硬结直径≥10mm 者为 28.0%,≥15mm 者为 19.2%;γ-干扰素释放试验阳性率为 18.3%,后者估算全国结核分枝杆菌感染人数为 2.5 亿。

第二节 结核病的传播与危害

结核病历史悠久,公元前 8000 年人类就已经患上了这种疾病,直到 1882 年,德国科学家 Robert Koch 在柏林生理学大会上郑重宣布他找到了结核病的病原体——结核分枝杆菌。结核病病原体的发现,成为结核病学科发展史上的里程碑。人体感染结核杆菌后,部分人群能够有效清除结核杆菌,另外一部分人群不能清除结核杆菌,或进展为结核病,或成为结核潜伏感染者。有效控制和预防结核病和结核潜伏感染对终止结核病有重要的意义。

一、结核病的传播

肺结核主要通过呼吸道传播,也具有传染病的三要素,即传染源、传播途径和易感人群。

(一) 传染源

结核病的传染源是排菌的肺结核患者。肺结核患者在咳嗽、咳痰、打喷嚏或大声说话时,肺部病灶中的结核杆菌可随呼吸道分泌物排到空气中,健康人吸入后可能发生结核感染。影响传染源传播风险的因素主要包括以下几方面:

1. 肺部病变性质和排菌量 肺结核患者的排菌量取决于患者肺部病变的性质(活动性、范围、是否有空洞形成等)。肺部病变范围广、有干酪样空洞形成并与气管、支气管相通者,其排菌量越大。据研究报道,一个干酪样空洞的结核分枝杆菌量能达到 $10^6 \sim 10^8$。有研究报道,痰菌阳性肺结核患者的家庭儿童密切接触者结核感染率高达65%及以上。

2. 患者的咳嗽频度 咳嗽是肺结核患者产生飞沫(又叫微滴核)的主要方式。一次咳嗽排出的飞沫数约为3 500个,一次喷嚏可排出飞沫数达100万个,平常说话5分钟所排出的飞沫数相当于一次咳嗽。肺结核患者咳嗽的次数越多,对人体的威胁越大。研究显示,患者每天咳嗽12次,家庭中儿童感染率为20%;咳嗽超过48次以上,感染率达到50%以上。

3. 排出飞沫的大小 患者咳嗽、咳痰时排出的微滴核因咳嗽时的冲击力、痰量及痰黏稠度不同而大小各异。微滴核直径$1 \sim 5 \mu m$者悬浮于空气中的时间较长,易于被健康人吸入。在没有通风的密闭空间,$1 \sim 5 \mu m$直径的微滴核在24小时仅下降3m,下降速度缓慢。所以,健康人接触后容易受到感染。

4. 密切接触的程度 健康人群是否受到结核分枝杆菌感染,也与肺结核患者接触的密切程度有关。在家庭、学校、工厂车间、医院等场所,人口密度大,密切接触程度高,接触时间长,空间相对密闭,一旦有肺结核发生,容易造成人与人之间的传播。

5. 环境因素 患者的居住环境拥挤、狭小、通风不良等情况,均有利于"微滴核"较长时间在空气中悬浮,对家庭成员造成的传播风险相对较高。

(二)传播途径

呼吸道传播是肺结核最主要的传播途径,其次是直接饮用未消毒的患病奶牛的牛乳,可能会引起消化道感染。皮肤和黏膜等伤口的直接接触也可导致结核感染。

(三)易感人群

所有人群均可感染结核分枝杆菌。感染结核分枝杆菌后一生发生结核病的概率为5%~10%。免疫功能低下的人群感染结核分枝杆菌后,结核病发病概率增加。艾滋病毒感染者,感染结核分枝杆菌后结核病年发病率为7%~10%,一生中结核病的发病率为50%。以下人群是结核分枝杆菌感染的重点人群:

1. 婴幼儿、青少年、60 岁及以上老年人；

2. 人类免疫缺陷病毒（HIV，也称艾滋病病毒）感染者及获得性免疫缺陷综合征（AIDS，也称艾滋病）患者；

3. 糖尿病、矽肺（肺硅沉着病）、长期使用糖皮质激素及其他免疫抑制剂者；

4. 营养不良、长期酗酒者；

5. 肝硬化、胃切除术后、空肠回肠吻合术后；

6. 肾功能不全、血液透析者；

7. 恶性肿瘤、精神病患者。

二、结核病的危害

结核病的危害包括对个人健康的危害和对社会经济的影响。所有人群均有可能感染结核分枝杆菌。一个传染性肺结核患者一年可感染 10~15 人，机体一旦感染结核分枝杆菌后将终身携带病菌，有 5%~10% 的感染者将在其一生中任何时候发病。人体除了头发、牙齿和指甲外，身体其他部位均可受到结核分枝杆菌的感染而发病。肺结核占全部结核的 80% 及以上。结核菌除了引起身体局部的组织器官破坏、功能降低外，还可导致劳动力降低或丧失，儿童结核病导致身体残疾，严重者死亡。

耐多药肺结核（MDR-TB）治疗时间长达 18~24 个月，治疗方案复杂、不良反应多，且治愈率低，从而导致肺结核患者的传染期延长，造成耐多药菌传播的机会更多、范围更广。当健康人接触并感染后，一旦发病即直接成为原发耐多药肺结核患者。与普通肺结核相比，耐多药肺结核对个人、家庭和社会的危害则更大。

第三节　结核分枝杆菌潜伏感染

一、结核分枝杆菌潜伏感染

结核分枝杆菌潜伏感染（latent tuberculosis infection，LTBI）

的定义是指人体在没有活动性结核病临床证据的情况下，出现由结核分枝杆菌抗原引起的人体免疫反应的一种持续性感染状态。LTBI 没有病原学诊断依据，没有结核病相关症状和体征，只能通过检测机体的免疫反应来诊断。LTBI 人群是一个庞大的潜在患者库。健康人感染结核杆菌后，1%~2%的接触者在接触后不久即发生临床结核病，约 1/3 成为 LTBI。LTBI 中 5%~10%在其一生中发展为活动性结核病患者。

二、结核分枝杆菌潜伏感染的检测

人体是否感染了结核分枝杆菌，因没有检查方法和技术找到在机体隐匿的结核分枝杆菌，故一般说 LTBI 诊断缺乏"金标准"。诊断 LTBI 的技术原理，是通过检测机体的结核病特异性免疫反应表明机体是否受到结核分枝杆菌感染。目前现行使用的检测 LTBI 的免疫学诊断技术机制不同，临床使用特点也不相同。

（一）结核杆菌皮肤试验

结核菌素是由结核分枝杆菌蛋白质制成的一种特异性反应原，1891 年正式命名结核分枝杆菌培养滤液为结核菌素（tuberculin，简称结素）。1928 年首次提取结核蛋白，1932 年 F. Seibert 用 Long 氏综合培养基培养，用三氯醋酸沉淀制成实验品，称纯结核蛋白（TPT）。1934 年实际使用的结核菌素试验是用 Dorset 培养基培养 6~8 周，经 100℃ 三小时杀死，每千克加 122mL 甘油，热浴蒸发浓缩至 1/5，加石炭酸防腐，在冷室过滤，再用火棉胶膜超滤，10%三氯醋酸沉淀，去杂质，经无水乙醚脱水得晶体状纯结核蛋白。因其中可能仍有变性蛋白，故称为纯蛋白衍生物（purified protein derivative，PPD）。

结核杆菌皮肤试验（tuberculin skin test，TST）是基于Ⅳ型迟发型变态反应的一种皮肤试验，常用的 TB-PPD 或 BCG-PPD 是用结核分枝杆菌或卡介苗菌经培养、杀菌、过滤去除菌体后纯化成的纯蛋白衍生物。TST 采用皮内注射，经 48~72 小时在注射局部产生硬结,测量硬结的大小判断是否有 LTBI 情况。TST 的特点是操作简单、不需要特殊仪器设备和实验室操作,是临床上广泛使用的 LTBI 筛查和病原学阴性肺结核辅助诊断的免疫学方法,该方法也作为 WHO 发布的 LTBI 筛查指南和儿童 LTBI 筛查和预防性治疗指南的推荐技术。由于结核菌素有 200 多种抗原成分,其中部分与卡介苗(BCG)和非结核分枝杆菌(NTM)的抗原成分相同,容易发生交叉反应。试验结果有可能出现假阳性,特别在 NTM 的高流行地区,TST 的特异度将受到影响。

(二)γ-干扰素释放试验

机体感染结核分枝杆菌以后,血液中存在着特异的效应 T 淋巴细胞。当机体再次接触结核分枝杆菌特异性抗原时,效应 T 淋巴细胞产生和分泌 γ-干扰素,通过定量检测释放的 γ-干扰素水平或计数,判定患者是否存在 LTBI。

γ-干扰素释放试验(IFN-γ release assays,IGRAs)采用结核分枝杆菌蛋白质的多肽抗原[包括 ESAT-6、CFP-10 和 TB7.7 (p4)],刺激效应 T 淋巴细胞分泌 γ-干扰素,检测并定量分析 γ-干扰素的浓度,判断是否存在结核分枝杆菌特异性细胞免疫反应。所有 BCG 菌株和绝大部分的 NTM 都不含有这三种蛋白质。

临床上常用的 IGRAs 技术有两种产品,一种是基于酶联免疫吸附试验(ELISA)的 Quanti FERON 试验,另一种是基于酶联免疫斑点试验(ELISPOT)的 T-SPOT. TB 试验。IGRAs 采用的抗原与卡介苗及绝大多数 NTM 无交叉,可避免卡介苗接种和 NTM 感染带来的假阳性。该试验为体外免疫诊断试验,可避免机体免疫状态对实验结果的影响。但该试验需要收集人体外周全血或肝素钠抗凝全血,在实验室特定的仪器上进行 IGRAs 检测,采血后 16 小时内需要将标本移到(37 ± 1)℃培养箱中孵育,基层大规模筛查存在一些困难。由于其特异度较高,在临床上对病原学阴性肺结核和肺外结核的辅助诊断应用价值较高。

（三）抗原抗体检测

自 1898 年 Arloing 等检测血清结核抗体获得成功以来，人们一直没有停止对结核抗原抗体检测技术的研究。结核抗体检测的基本原理是采用已知的结核特异性抗原，来检测待测标本中所含的特异性抗体。

活动性结核病患者体内存在的结核特异性抗体主要为 IgG 和 IgM 两类，IgG 占血清总免疫球蛋白的 70%~75%，随病变加重而增强，持续时间长，对菌阴肺结核、肺外结核有辅助诊断价值。IgM 占血清总免疫球蛋白的 5%~10%，是最早出现在初次体液免疫应答过程中的抗体，在血清中持续时间短，是近期感染的标志。结核抗体检测方法有化学发光法、金标免疫法（胶体金和膜反应技术）、酶联免疫吸附试验（ELISA）和结核抗体诊断蛋白芯片等。

（四）新型结核菌素皮肤试验（C-TST）

重组结核杆菌融合蛋白（EC）是 2020 年 4 月获得国家药品监督管理局批准上市的 1 类新药，是一种检测结核分枝杆菌感染的 C-TST，本文如无特别说明 C-TST 重组结核菌融合蛋白（EC）皮肤试验。重组结核杆菌融合蛋白（EC）是由高效表达结核杆菌 ESAT6-CFP10 基因的大肠杆菌，经发酵、分离和纯化后获得的重组结核杆菌融合蛋白（EC）制成。ESAT-6 蛋白不仅存在于早期培养滤液中，还存在于细胞浆和细胞壁，从基因和蛋白水平研究表明，ESAT-6 仅存在于致病性分枝杆菌中，所有卡介苗（BCG）菌株及绝大部分环境分枝杆菌基因组均丢失该基因，不表达 ESAT-6，到目前为止，该蛋白与其他微生物的已知蛋白无明显同源性，具有结核分枝杆菌的特异功能。CFP-10 蛋白可强烈诱导 50%~90% 的结核病患者外周血单核细胞产生增殖反应并分泌大量的 IFN-γ（γ-干扰素），诱导 T 细胞释放 IFN-γ、诱发迟发型变态反应（DTH 反应），而 BCG 接种的健康人对该抗原反应水平低。已感染结核分枝杆菌的机体 T 淋巴细胞对 ESAT-6 蛋白或/和 ESAT-6 与 CFP-10 蛋白联合抗原的反应是敏感和特异的。

C-TST 反应原理是迟发型细胞过敏反应,即Ⅳ型变态反应。进行 C-TST 可用来检测机体是否感染过结核分枝杆菌。感染过结核分枝杆菌的机体,会产生相应的致敏 T 淋巴细胞,具有对结核分枝杆菌的识别能力。当再次遇到结核分枝杆菌感染或注入微量重组结核杆菌融合蛋白(EC)时,致敏 T 淋巴细胞受相同抗原再次刺激会释放出多种可溶性淋巴因子,导致血管通透性增加,巨噬细胞在局部集聚、浸润。在 48~72 小时内,局部出现红晕、硬结反应。若受试者未感染过结核分枝杆菌,则注射局部无红晕、硬结等变态反应发生。C-TST 具有操作简单、不需要特殊的仪器和设备,灵敏度和特异度高,是一项 LTBI 和病原学阴性肺结核、肺外结核诊断的新技术。因其结果不受 BCG 接种的影响,对儿童结核病诊断以及鉴别卡介苗接种或结核菌感染所致的皮肤试验阳性,具有更好的参考价值。

三、结核分枝杆菌潜伏感染的筛查

LTBI 筛查有两个主要目的,一是了解人群结核潜伏感染的水平,分析评价结核病疫情,预测结核病发病趋势;二是对 LTBI 高危人群、重点人群进行筛查和干预,减少结核发病。我国《学校结核病防治工作规范(2017 版)》提出,对入学新生和肺结核密切接触者开展结核潜伏感染筛查,WHO 在全球推荐使用 TST 和 IGRAs 作为 LTBI 的筛查方法。C-TST 既具备 TST 的临床使用特点,也具备 IGRAs 的结核分枝杆菌蛋白质的多肽抗原的特点,是我国 LTBI 筛查的新技术和方法。

四、结核分枝杆菌潜伏感染的治疗

(一)抗结核药品的化学预防

对 LTBI 开展抗结核药物化学预防性治疗能减少发病。2018 年第一次联合国结核病问题高级别会议提出,在 2018—2022 年向至少 3 000 万人提供抗结核药物预防性治疗,其中:

600 万艾滋病病毒感染者(PLHIV)、400 万 5 岁以下儿童家庭结核病密切接触者,以及 2 000 万其他 LTBI 高危人群等。

我国临床使用和 WHO 推荐的抗结核预防性治疗方案包含以下 7 种:6 个月或 9 个月的异烟肼每日一次单药方案(6H/9H);3 个月每周一次共 12 剂的利福喷汀联合异烟肼方案(3HP);1 个月每日一次的利福喷汀联合异烟肼方案(1HP);3 个月每日一次的利福平联合异烟肼方案(3HR);3 个月每周 2 次共 24 剂利福喷汀联合异烟肼方案($3H_2P_2$);4 个月利福平每日 1 次单药方案(4R)以及主要适用于 HIV 感染者的 36 个月的异烟肼每日 1 次方案(36H)。

化学预防性治疗方案的选择,医生根据预防对象情况、当地异烟肼和利福平耐药水平、治疗管理条件和方式等进行选择。由于 LTBI 者化学药物预防性治疗的时间长,需要全程督导治疗管理才能完成全疗程,达到保护效果,否则药物预防性治疗的依从性和完成率及其治疗效果难以保证。此外,LTBI 者因预防性治疗用化学药物的禁忌证或治疗期间出现肝毒性等不良反应而中断治疗,影响了预防性治疗的效果。因此,由于诸多因素的影响,LTBI 抗结核药物预防性治疗的覆盖率还很低。

(二) 结核病免疫预防

免疫预防包括暴露前预防和暴露后预防。新生儿卡介苗接种就是在机体没有受到结核分枝杆菌感染时进行预防接种,这是暴露前免疫预防;在机体受到结核分枝杆菌感染后进行免疫注射,降低结核发病,即暴露后免疫预防(post-exposure prophy-laxis)。近年来,全球和我国都在开展多项结核疫苗研究,用于成年人结核分枝杆菌潜伏感染人群的免疫预防性治疗,以降低结核病发病。我国有部分地方采用分枝杆菌免疫制剂对学生、从事结核病防治的医疗卫生人员中结核潜伏感染者进行免疫预防,达到了一定的效果。

第二章 重组结核杆菌融合蛋白（EC）研究

开展结核潜伏感染系统性筛查和干预是世界卫生组织提出的终止结核病策略的主要内容之一。重组结核杆菌融合蛋白（EC）是我国自主研发的新的免疫学诊断试剂，作为检测机体迟发型皮肤变态反应的试剂，检测机体是否受到结核分枝杆菌的感染。

第一节 重组结核杆菌融合蛋白（EC）的生物学特征

重组结核杆菌融合蛋白（EC）系由高效表达结核杆菌 ESAT6-CFP10 基因的大肠杆菌，经发酵、分离和纯化后获得的重组结核杆菌融合蛋白（EC）制成。ESAT-6 蛋白和 CFP-10 蛋白具有良好的免疫活性，可以刺激 T 细胞增殖、诱导 T 细胞释放 IFN-γ、诱发迟发型变态反应（DTH 反应）。ESAT-6 具有多个 T 细胞表位，且大多为 CD4 表位。CFP-10 抗原表位，按氨基酸序列合成 18 条肽段（p1-p18），相邻两个肽段重叠 5 个氨基酸，试验发现人类识别的 T 细胞表位较多，CFP-10 蛋白还含有两个 CD8$^+$ T 细胞表位，ESAT-6 和 CFP-10 蛋白均具有多个 T 细胞表位。

第二节 重组结核杆菌融合蛋白（EC）药理

重组结核杆菌融合蛋白（EC）为结核分枝杆菌 ESAT6-

CFP10 融合蛋白,ESAT-6 和 CFP-10 是结核分枝杆菌的特异性抗原,在卡介菌和大多数非结核分枝杆菌中缺失。试验显示,重组结核杆菌融合蛋白(EC)作为迟发型皮肤变态反应检测试剂,能够检测机体是否感染了结核分枝杆菌,可鉴别卡介苗接种与结核杆菌感染,受非结核分枝杆菌感染的影响小。

第三节　重组结核杆菌融合蛋白(EC)制剂成分和规格

一、制剂成分

本品主要成分为重组结核杆菌融合蛋白(EC),含适宜稳定剂,不含抗生素。每 1mL 含 50U 重组结核杆菌融合蛋白(EC)的稀释制剂。辅料成分包括磷酸氢二钠、磷酸二氢钾、氯化钠、苯酚、聚山梨酯 80。

二、产品规格

重组结核杆菌融合蛋白(EC)呈无色澄明液体,无不溶物或杂质。

重组结核杆菌融合蛋白(EC)产品规格有 3 种:每瓶 0.3mL、0.5mL 和 1.0mL。

重组结核杆菌融合蛋白(EC)为皮内注射制剂。C-TST 每 1 次人用注射剂量为 0.1mL,含 5U 重组结核杆菌融合蛋白(EC)。

第四节　重组结核杆菌融合蛋白(EC)临床试验研究

根据《中华人民共和国药典》(2010 年版 三部)有关要求,重组结核杆菌融合蛋白(EC)临床试验研究参照《人用重组 DNA 制品质量控制技术指导原则》及相关标准进行设计。

一、临床试验研究设计与评价基于以下原则

1. 该试剂应能诱导结核病患者产生迟发型超敏反应（delayed type hypersensitivity，DTH，也称为Ⅳ型超敏反应），与非结核病患者阳性检出率应有显著差异，与 T-SPOT. TB 检测结果无统计学差异。

2. 该试剂应不诱导重组结核杆菌融合蛋白（EC）、TB-PPD、T-SPOT. TB3 种手段检测阴性人群接种卡介苗或安慰剂者产生 DTH 反应，在卡介苗接种组与 TB-PPD 检出率有显著差异，与 T-SPOT. TB 检测结果无统计学差异。

3. 该临床研究入组人群与丹麦血清研究所（statens serum institut，SSI）同类产品临床研究入组人群基本一致。包括结核病患者、卡介苗接种者与健康志愿者，评价标准也以临床诊断为基本标准，以 TB-PPD 和 T-SPOT. TB 检测为对照。

二、不同方法的阳性结果判断标准

1. C-TST　0.1mL（5U），采取孟都氏法注射于前臂掌侧皮内，注射后 48~72 小时检查注射部位反应，测量并记录红晕和硬结的横径及纵径毫米（mm）数，以红晕或者硬结大者为准，反应平均直径（横径与纵径之和除以 2）≥5mm 为阳性反应。凡有水疱、坏死、淋巴管炎者均属强阳性反应。

2. TST　采用 TB-PPD 0.1mL（5IU），采取孟都氏法注射于前臂掌侧皮内注射后 48~72 小时检查注射部位反应，测量并记录硬结的横径及纵径毫米（mm）数，以硬结为准，反应平均直径（横径与纵径之和除以 2）≥5mm 为阳性反应。凡有水疱、坏死、淋巴管炎者均属强阳性反应。

3. T-SPOT. TB　根据抗原 A 或/和抗原 B 孔的反应判断结果（抗原 A：ESAT-6，抗原 B：CFP-10），检测结果为"有反应性（阳性）"，参照以下标准：空白对照孔斑点数为 0~5 个且（抗原 A 或抗原 B 孔的斑点数）-（空白对照孔斑点数）≥6；空白对照

孔斑点数为 6~10 个且(抗原 A 或抗原 B 孔的斑点数)≥2×(空白对照孔斑点数);如果不符合上述标准且阳性质控对照孔正常时检测结果为"无反应性(阴性)"。

三、重组结核杆菌融合蛋白(EC)临床试验研究结果

前期开展了 Ⅰ、Ⅱ 期临床试验评估重组结核杆菌融合蛋白(EC)的安全性,以及在人群中的耐受性研究,并在我国不同人群中进行了初步的剂量探索。在 Ⅱ 期临床试验中发现重组结核杆菌融合蛋白(EC)的主要不良反应是注射部位局部瘙痒(12/144,8.3%)和轻微疼痛(26/144,18.1%),无严重不良反应发生。据此得出结论:重组结核杆菌融合蛋白(EC)用于人体皮肤试验检测结核潜伏感染时,受检者耐受性和安全性较好。在此基础上,进一步开展了 Ⅲ 期临床试验。

(一)健康人群流行病学筛查阳性检出率

采用 EC、TB-PPD 和 T-SPOT.TB 对 1 559 名健康受试者进行临床流行病学筛查对照试验:阳性检出率分别为 10.46%(163/1 559)、53.69%(837/1 559)和 19.11%(298/1 559)。

3 种试剂检测结果两两一致率比较分析:EC 与 T-SPOT.TB、EC 与 TB-PPD,以及 TB-PPD 与 T-SPOT.TB 结果之间的阴性符合率分别为 88.77%(1 384/1 559)、55.23%(861/1 559)和 58.24%(908/1 559)。EC 与 T-SPOT.TB 对健康人群筛查结果具有较高的一致性,达到 88.77%。

(二)结核感染的敏感度试验

对 791 例临床诊断为肺结核患者的研究结果显示:EC 的诊断敏感度为 90.64%(717/791),T-SPOT.TB 的诊断敏感度为 91.15%(721/791),TB-PPD 的诊断敏感度为 90.90%(719/791)。EC 与 T-SPOT.TB 间敏感度的差值(95%CI)为 -0.51%(-2.39%~1.36%);EC 与 TB-PPD 间敏感度的差值(95%CI)为 -0.26%(-2.36%~1.80%),95%CI 下限均大于 -10%(表 2-1)。三种方法均具有良好的敏感度,且三种方法相互之间一致性较高。

表 2-1 EC 用于结核杆菌感染人群诊断的敏感度

人群分类	敏感度 （阳性检出率）			敏感度的差值 （95%可信区间）	
	EC	T-SPOT. TB	TB-PPD	EC&T-SPOT. TB	EC&TB-PPD
结核病患者人群	717/791 （90.64%）	721/791 （91.15%）	719/791 （90.90%）	−0.51% （−2.39%， 1.36%）	−0.26% （−2.36%， 1.80%）
成人肺结核患者人群	608/667 （91.15%）	616/667 （92.35%）	608/667 （91.15%）	−1.20% （−3.22%， 0.75%）	0.00% （−2.25%， 2.25%）
菌阳肺结核患者人群	366/389 （94.09%）	369/389 （94.86%）	360/389 （92.54%）	−0.77% （−3.42%， 1.79%）	1.55% （−1.27%， 4.48%）
菌阴肺结核患者人群	242/278 （87.05%）	247/278 （88.85%）	248/278 （89.21%）	−1.80% （−4.81%， 1.40%）	−2.16% （−5.77%， 1.42%）
初治肺结核患者人群	531/583 （91.08%）	536/583 （91.94%）	530/583 （90.91%）	−0.86% （−2.91%， 1.21%）	0.17% （−2.25%， 2.58%）
复治肺结核患者人群	77/84 （91.67%）	80/84 （95.24%）	78/84 （92.86%）	−3.57% （−10.11%， 2.35%）	−1.19% （−6.70%， 4.00%）
成人肺外结核患者人群	186/198 （93.94%）	188/198 （94.95%）	181/198 （91.41%）	−1.01% （−3.54%， 1.44%）	2.53% （−1.11%， 6.35%）
成人单纯肺外结核病人群	63/69 （91.30%）	63/69 （91.30%）	64/69 （92.75%）	0.00% （−4.17%， 4.29%）	−1.45% （−7.97%， 4.92%）
儿童结核病患者人群	38/46 （82.61%）	35/46 （76.09%）	39/46 （84.78%）	6.52% （−4.76%， 18.18%）	−2.17% （−13.33%， 9.30%）

（三）结核感染阴性结果的一致性检验

对 1 564 名健康受试者分别进行 EC、T-SPOT. TB、TB-PPD 检测,将 479 名 3 种方法检测均为阴性的人员作为结核未感染者,其中对 318 名接种卡介苗（2 例结果缺失）,161 名接种卡介苗安慰剂。在 161 名卡介苗安慰剂接种者重复检测结果显示:

EC 二次检测阴性结果的一致率为 88.20%（142/161）,T-SPOT. TB 为 93.17%（150/161）,TB-PPD 为 60.87%（98/161）。

EC 与 T-SPOT. TB 间二次检测一致率的差值（95%CI）为 -4.97%（-9.32% ~ -0.62%）,95%CI 下限大于 -10%,EC 与 TB-PPD 间特异度的差值（95%CI）为 27.33%（19.25% ~ 35.40%）,95%CI 下限大于 0.00%。EC 与 T-SPOT. TB 在结核未感染人群的阴性符合率高（特异性高）,且两者之间的一致性高。受卡介苗接种和非结核分枝杆菌感染的影响,在结核未感染人群中,TB-PPD 的阴性符合率低（特异性低）;TB-PPD 与 T-SPOT. TB、TB-PPD 与 EC 的一致性差（表 2-2）。

表 2-2 EC 用于结核杆菌未感染人群诊断的特异度

人群分类	特异度（阴性符合率）			特异度的差值（95%可信区间）	
	EC	T-SPOT. TB	TB-PPD	EC&T-SPOT. TB	EC&TB-PPD
健康受试者中三种方法检测阴性后接种卡介苗安慰剂者	142/161 (88.20%)	150/161 (93.17%)	98/161 (60.87%)	-4.97% (-9.32%, -0.62%)	27.33% (19.25%, 35.40%)

注:EC 在 11~13 周内第二次皮试出现注射复强反应率 11.80%,与 T-SPOT. TB 的 6.83%相近,低于 TB-PPD 的 39.13%。

（四）卡介苗接种后诊断结核感染的特异度试验

将 1 564 名健康受试者分别进行 EC、T-SPOT. TB、TB-PPD 检测,其中 479 例三种方法检测均为阴性人员中,有 318 例接种了卡介苗(2 例结果缺失),161 例接种了卡介苗的安慰剂。3 个月后再次分别进行 EC、T-SPOT. TB、TB-PPD 检测,结果显示:EC 在该人群中的阴性符合率为 92.72%(293/316),T-SPOT. TB 的阴性符合率为 95.25%(301/316),TB-PPD 的阳转率为 73.42%(232/316),阴性符合率为 26.58%(84/316)。EC 与 T-SPOT. TB 阴性符合率的差值(95%CI)为 -2.53%(-5.06% ~ 0.00%),95%CI 下限大于-10%。EC 与 TB-PPD 间阴性符合率的差值(95%CI)为 66.14%(60.76% ~ 71.52%),95%CI 下限大于 0.00%(表 2-3)。该研究结果显示,EC、T-SPOT. TB 基本不受卡介苗接种的影响;TB-PPD 在卡介苗接种后阳转率高,检测结核感染时特异度低,TB-PPD 可用来监测卡介苗接种的效果。

表 2-3 EC 用于结核杆菌未感染人群卡介苗接种后诊断的特异度

人群分类	特异度 （阴性符合率）			特异度的差值 （95%可信区间）	
	EC	T-SPOT. TB	TB-PPD	EC&T-SPOT. TB	EC&TB-PPD
健康受试者中三种方法检测阴性后接种卡介苗者	293/316 (92.72%)	301/316 (95.25%)	84/316 (26.58%)	-2.53% (-5.06%, 0.00%)	66.14% (60.76%, 71.52%)

（五）非结核性其他疾病患者的阴性符合率

对 394 例临床诊断非结核性其他疾病患者的临床研究结果显示:EC 检测的阴性符合率为 73.10%(288/394);T-SPOT. TB 检测的阴性符合率为 78.68%(310/394);TB-PPD 检测的阴性符合率为 59.64%(235/394)(表 2-4)。

表2-4　EC用于非结核性其他疾病患者的检测结果

人群分类	阴性符合率		
	EC	T-SPOT. TB	TB-PPD
非结核性其他疾病患者	288/394 (73.10%)	310/394 (78.68%)	235/394 (59.64%)

以上研究显示:EC、TB-PPD 和 T-SPOT. TB 在进行结核病的辅助诊断及其他非结核病性疾病的鉴别诊断时,EC 和 T-SPOT. TB 特异度较 TB-PPD 高,且 EC 与 T-SPOT. TB 的一致性较好。

第三章　新型结核菌素皮肤试验（C-TST）

C-TST 的原理是机体受到特异性抗原刺激后，诱导产生迟发型细胞过敏反应，在注射部位出现红晕、硬结等，根据反应的大小确定是否受到结核分枝杆菌感染。

第一节　新型结核菌素皮肤试验（C-TST）的机制

在了解 C-TST 的机制之前，首先了解人体感染结核菌后机体免疫反应。人体首次感染结核分枝杆菌后，结核分枝杆菌在入侵部位出现炎性病变，称为原发感染，感染部位形成的病灶称为原发灶。从原发感染形成时起，人体在结核分枝杆菌的刺激下逐渐产生对结核分枝杆菌的特异性免疫反应。

结核病的特异性免疫主要是细胞免疫，又称细胞介导免疫，是以 T 淋巴细胞为介导，以巨噬细胞为效应细胞的免疫反应，包括巨噬细胞吞噬结核分枝杆菌以及处理与递呈抗原，T 淋巴细胞对抗原的特异性识别与结合及增殖分化，释放细胞因子，使巨噬细胞激活和杀菌。一般在 2~12 周后当结核分枝杆菌数量达 $10^3 \sim 10^4$/mL 时，即可诱导机体产生相应的细胞免疫反应。在宿主特异性免疫的作用下，结核分枝杆菌的繁殖被抑制，使结核分枝杆菌数量明显减少，限制结核分枝杆菌在体内的播散，最终使体内大部分结核分枝杆菌被消灭。

C-TST 的反应原理是迟发型细胞过敏反应,即Ⅳ型变态反应。机体感染过结核分枝杆菌后,会产生相应的致敏 T 淋巴细胞,具有对结核分枝杆菌的识别能力。当再次遇到结核分枝杆菌感染或局部注入重组结核杆菌融合蛋白(EC)时,致敏 T 淋巴细胞受相同抗原刺激会释放出多种可溶性淋巴因子,导致血管通透性增加,巨噬细胞在局部集聚、浸润。在 48~72 小时内,局部出现红晕、硬结的反应,反应强烈者注射局部水疱、溃疡、坏死、双圈、淋巴管炎等。若受试者未感染过结核分枝杆菌,则注射局部无红晕、硬结等变态反应发生。

因此,C-TST 可用来检测机体是否感染过结核分枝杆菌。

第二节 新型结核菌素皮肤试验(C-TST)的特征

如果机体已经感染结核分枝杆菌,进行 C-TST 可表现以下几个特点:

1. 迟发反应过程 由于重组结核杆菌融合蛋白(EC)在机体所诱导的反应为Ⅳ型免疫反应,经 C-TST 24 小时后,注射部位皮肤反应出现红晕、硬结逐渐加大,72 小时达到高峰。之后,皮肤反应逐渐消退。这是 C-TST 反应的基本变化过程。

2. 红晕、硬结特征 重组结核杆菌融合蛋白(EC)注射后,主要表现在注射局部细胞浸润和水肿。故测量 C-TST 的反应以测量注射局部红晕或硬结大小为阳性标准,并以红晕或硬结大者为判断标准。

3. 强烈反应 除注射局部出现红晕、硬结外,还可出现强烈的变态反应表现,包括:水疱、溃疡、坏死、双圈、淋巴管炎等。这种反应的发生,往往是机体处于较强的免疫状态。C-TST 强烈反应对结核分枝杆菌的感染和发病的诊断具有重要意义。

4. 短暂皮肤反应 少数人注射重组结核杆菌融合蛋白

(EC)后,在注射局部直接出现红斑反应,于 24 小时后消失。这类反应多为频繁接触结核病患者的个人,常见于受到结核分枝杆菌抗原的刺激或接触活菌提取抗原制品的人。由于出现反应时间短,注射局部没有形成红晕、硬结,测量时多为阴性。

第三节　新型结核菌素皮肤试验(C-TST)的应用

一、使用对象

1. 适用于结核杆菌感染的诊断。推荐用于 6 月龄及以上婴儿、儿童及 65 周岁以下成人。

2. 病原性阴性肺结核的临床辅助诊断。

3. 皮试结果不受卡介苗(BCG)接种的影响,对儿童结核病诊断具有更好的诊断价值。

4. 对 3 岁以下需要补种 BCG 的儿童的检查。

二、使用范围

(一) LTBI 筛查和流行病学调查

1. 结核病患者密切接触者(家庭、学校、社区等)的 LTBI 筛查;

2. 在结核病高风险人群、重点人群中的 LTBI 筛查;

3. 结核病聚集性疫情或公共卫生事件发生时结核分枝杆菌感染率调查;

4. 全人群 LTBI 的流行病学调查与研究。

C-TST 集中了 IGRAs 特异度高和 PPD 检测方法简便的优点,既适合在不同人群中开展结核潜伏感染筛查,也能有效用于临床作为肺结核的辅助诊断方法。因其能有效鉴别卡介苗接种与结核杆菌感染,在我国卡介苗接种率高、结核病负担重的情况下,作为 LTBI 的筛查和肺结核的辅助诊断具有明显的特点。

（二）病原学阴性肺结核和肺外结核的辅助诊断

C-TST 特异度高,对病原学阴性肺结核和肺外结核病的辅助诊断具有较好参考价值。因操作快速简便,适宜于各级医疗卫生机构开展肺结核诊断和鉴别诊断,以提高病原学阴性肺结核和肺外结核诊断的准确性。

（三）不同结核免疫状态的防治策略和干预

C-TST 和 PPD 试验联合检测,获得不同的结果,反映人群结核感染的不同免疫状态,开展不同的防治策略研究和干预（图 3-1）。

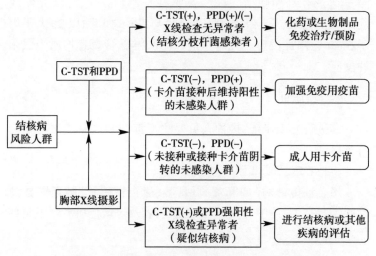

图 3-1　不同免疫与感染状态人群分类及干预方法

1. C-TST 结果呈阳性、PPD 试验阳/阴性者,将可通过抗结核化学药品或/和使用已获批用于 LTBI 免疫预防的生物制品进行预防性治疗和免疫预防,防止结核感染者进一步发展成结核病;

2. C-TST 结果呈阴性、PPD 试验阳性者,这种状态机体没

有受到结核分枝杆菌感染,可能是 BCG 接种的影响导致 PPD
试验阳性。为此,需要研发使用新的加强疫苗防止再感染结核
分枝杆菌;

3. C-TST 结果呈阴性、PPD 试验阴性者,使用成人用卡
介苗进行预防。目前使用的 BCG 用于新生儿和婴幼儿,需
要研究能用于成人的卡介苗或新的疫苗,用于成年人未感
染者。

三、使用方法

C-TST 采取孟都氏法于前臂掌侧皮内注射。每人皮内
注射 0.1mL(5U),注射后 48~72 小时检查注射部位反应,
测量记录红晕和硬结的横径及纵径毫米(mm)数,以红晕或
硬结大者为准,反应平均直径(横径与纵径之和除以 2)大于等
于 5mm 为阳性反应。凡有水疱、坏死、淋巴管炎者均属于强阳
性反应。

四、禁忌证

在进行 C-TST 前,接种人员要注意询问和观察受试者是否
有禁忌证。

C-TST 禁忌证如下:

患急性传染病(如麻疹、百日咳、流行性感冒、肺炎等)、急
性眼结膜炎、急性中耳炎、广泛皮肤病者及过敏体质者暂不宜使
用本品。

第四节　新型结核菌素皮肤
试验(C-TST)的操作

为了做好 C-TST 的标准化操作,使获得的结果准确,需
要做好操作前物品准备和操作者的准备,实施标准化操作步
骤等。

一、操作前物品准备清单

1. 一次性注射器(1mL 规格),4~5 号针头;
2. 75%消毒酒精及消毒棉签;
3. 重组结核杆菌融合蛋白(EC)试剂;
4. 便携式冰桶或冰包;
5. 标记红晕及硬结边缘的记号笔;
6. 经过计量标定的测量卡尺(或直角卡尺、小塑料尺);
7. 重组结核杆菌融合蛋白(EC)测试记录表;
8. 健康教育材料(主要内容包括:C-TST 的目的和意义、注射前后注意事项等);
9. 试验登记表格;
10. 应急处理器材及药品等。

二、操作者准备

1. 注射前再次核对重组结核杆菌融合蛋白(EC)试剂的品名、使用产品规格(每瓶 0.3mL、0.5mL 和 1.0mL)、产品批号、有效期。
2. 检查观察产品外观。重组结核杆菌融合蛋白(EC)试剂为无色澄明液体,无不溶物或杂质,如有颜色改变、沉淀、西林瓶破损等不得使用;过期试剂不得使用。
3. 重组结核杆菌融合蛋白(EC)的保存:应在 2~8℃冷藏保存。现场使用时,应放在便携式冰桶或冰包中存放,但西林瓶不可直接放在冰上或泡在冰水中。
4. 注射前操作者应洗手并戴手套,注射过程中严格执行无菌操作规程进行皮内注射。
5. 注射应在室内光线充足的环境下进行,确保注射剂量准确、注射深度符合要求,避免在日光直接照射的地方进行操作。
6. 注射前操作者应向受试者进行 C-TST 的解释,确认受试者信息、询问健康状况,排除禁忌证。忌与卡介苗和其他生物制品同时注射。

7. 注射后操作者应告知受试者,保持注射局部干燥、清洁、不要在注射部位洗、擦,特别注意避免衣服袖口在注射局部的摩擦,告知受试者局部出现瘙痒、红肿、水泡时的处理方法。

8. 告知受试者在注射后48~72小时返回看结果(如不能返回看结果,告知受试者按照标准方法摆放测量卡尺拍摄照片传给操作者或者指定人员)。

9. 西林瓶打开30分钟未用完应当废弃。废弃方法按照医疗废物有关规定执行。

三、皮内注射操作步骤

1. 注射部位的选择　位于前臂掌侧中下1/3交界处,避开瘢痕、血管和皱褶。如近期(2周内)已做过C-TST,则选择在第一次注射部位斜上方3~4cm处,或取另一手臂。

2. 局部消毒　用75%酒精消毒皮肤。

3. 皮内注射　待酒精蒸发干燥后,用1mL注射器吸取0.1mL重组结核杆菌融合蛋白(EC),刻度和针孔斜面一致向上;托住待测者的前臂并绷紧皮肤;将针尖平放在绷紧皮肤上,稍向下压,呈5°~10°角(与皮肤几乎平行)刺入皮内,不见针孔即可;一手固定针头,一手推药,缓慢准确地注射0.1mL(5U)(图3-2);注射后产生直径6~10mm大小可见白色圆形隆起的皮丘(橘皮样小丘),并显露毛孔,边界清楚(图3-3);注射完毕拔针时以边旋转90°边外拔方式为佳。

4. 注射完一针,需要更换注射器和针头。

5. 注射后观察　注射后嘱受试者原地休息,观察30分钟后,如无不适可离开,如出现不适需及时进行处理。

6. 嘱受试者72小时内注射部位切勿沾水,不要揉摩。

四、操作注意事项

1. 注射前做好宣传教育,让受试者理解和配合开展试验。

2. 试验前排除禁忌证。对合并有严重疾病、急性发热性疾

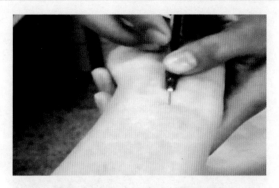

图 3-2　C-TST 皮内注射操作方式

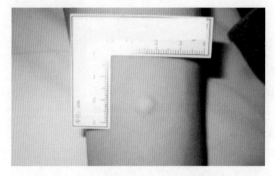

图 3-3　C-TST 皮内注射产生白色圆形隆起的皮丘

病等需要进行诊断和鉴别诊断确需使用本品时，需遵医嘱。

3. 注射器及针头应当专用，不可作其他注射之用。

4. 本品西林瓶有裂纹、制品内有异物者不可使用。

5. 本品西林瓶开启后应在 30 分钟内使用。

第五节　新型结核菌素皮肤试验
（C-TST）的结果测量

一、观察测量时间

受试者于注射后 48~72 小时都可以检查注射部位反应，以

48 小时观察结果最佳(图 3-4)。

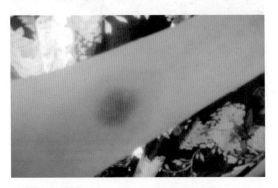

图 3-4 C-TST 红晕、硬结反应

二、测量与记录

1. 在光线明亮处端平被注射者手臂,测量前首先找到注射针眼(确认为注射部位),见到局部圆状红晕时,用红色记号笔标记红晕横径和纵径测量点。

2. 用食指轻轻触摸注射部位,找到硬结边缘,用黑色记号笔标记硬结横径和纵径测量点(图 3-5)。

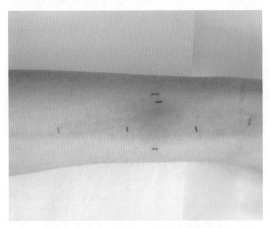

图 3-5 C-TST 红晕、硬结的标记方式

3. 用刻度尺测量红晕和硬结的横径及纵径毫米（mm）数，以红晕或硬结大者为准。首先记录红晕的横径及纵径，再记录硬结的横径及纵径，以毫米（mm）数表示；红晕大小＝（横径+纵径）/2；硬结大小＝（横径+纵径）/2。

4. 局部有水疱、坏死、淋巴管炎等为强阳性反应，记录在红晕或硬结毫米数后面。如红晕横径为 16mm，纵径为 20mm，有水疱，则记录为"红晕 16×20，水疱"。

三、C-TST 判断标准

1. C-TST 以红晕或硬结平均直径大者为判断标准，即如果红晕平均直径大于硬结平均直径，则以红晕平均直径作为判断标准，反之，如果硬结平均直径大于红晕平均直径，则以硬结平均直径作为判断标准。

2. C-TST 阳性结果判断 反应平均直径（横径与纵径之和除以 2）不低于 5mm 为阳性反应（图 3-6）。即在实际应用判断中，C-TST 反应平均直径（横径与纵径之和除以 2）≥5mm 为阳性反应，不论 C-TST 反应平均直径大小，凡有水疱、坏死、淋巴管炎者均属强阳性反应（图 3-7）。

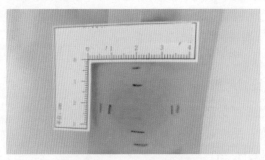

图 3-6 C-TST 的测量

四、C-TST 检查记录

在进行 C-TST 检查时，需要记录以下几方面的内容：

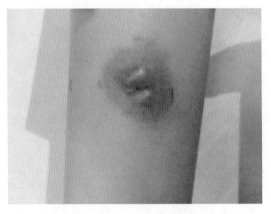

图 3-7　C-TST 的红晕、水疱反应

1. 重组结核杆菌融合蛋白(EC)试剂信息　批号、有效期；受试者使用同一个批号和相同的有效期,登记在同一页上,如更换新的批号,另换新的一页；

2. 受试者信息　姓名、性别、年龄,受试者联系方式；

3. 注射信息　注射时间(应精确到小时)、注射人员签名(为受试者进行注射的医疗卫生保健人员)；

4. 查验反应信息　查验反应时间(精确到小时)、结果:包括红晕、硬结大小(记录横径和纵径)、皮肤强反应需要分别记录水疱、溃疡、坏死、淋巴管炎等；

5. 查验反应人员签名等(C-TST 记录可参考表 3-1)。

五、查验反应的注意事项

1. 光线要充足,避免光线直接照射影响视线。

2. 查看反应时,衣袖要解开,胳膊稍弯曲使肌肉放松,保证查看反应的标准性。

3. 查看反应前,应先找到针痕,以免误将未注射手臂当作阴性反应处理。

4. 反应明显者,可直接用尺测量,反应不明显者,需用食指轻轻抚摸后测量。

表 3-1 C-TST 检查记录表

试剂批号：

试剂有效期：

序号	姓名	性别	年龄（周岁）	注射时间（月 日 时）	红晕/硬结直径（横径×纵径,mm)	水疱/溃疡/坏死/淋巴管炎	查验反应时间（月 日 时）	受试者联系电话	注射人员签名	查验反应人员签名

六、结果判读和意义

1. C-TST 结果判读,见表 3-2。

表 3-2 C-TST 结果判读

C-TST	临床意义
−	未感染结核分枝杆菌
+	已感染结核分枝杆菌

C-TST 试验的结果,根据试验的目的和对象不同,其临床意义不同。

2. C-TST 阳性反应的意义

(1)用于结核病流行病学调查。了解不同地区、不同人群结核菌感染率和年感染率。

(2)用于结核病的临床辅助诊断。C-TST 阳性,并出现肺结核可疑症状,胸部 X 线检查发现异常或高度怀疑结核病变,结核病病原学检查阴性,C-TST 可作为病原学阴性肺结核的辅助诊断的重要依据。

(3)用于结核病患者的密切接触者调查。单纯 C-TST 阳性,表明机体已经受结核分枝杆菌感染。如果经胸部 X 线检查无异常或无结核病变,没有身体其他部位结核的临床证据,可以考虑为 LTBI 者。

(4)用于学校新生入学体检结核病筛查。C-TST 阳性,表明学生机体已受结核分枝杆菌感染。进一步开展胸部 X 线检查,可区分 LTBI 和活动性肺结核患者。

(5)用于新近结核感染的判定。如入职或入学体检时初次 C-TST 检查阴性,再间隔一定时间(一般 3 个月以上)C-TST 检查阳性,则可以判定为新近感染。C-TST 检查可以避免 PPD 检查造成的复强反应。

(6)用于儿童结核病的发现和辅助诊断。C-TST 阳性或强阳性反应的儿童,有家庭结核病密切接触史,伴有发热、消瘦等症状,常表示体内有活动性结核病灶,可用于儿童疑似结核病患者和儿童结核病的辅助诊断。

3. C-TST 阴性反应的意义

(1)表明人体未受结核分枝杆菌自然感染;

(2)感染时间短,机体免疫及变态反应尚未形成;

(3)严重感染、使用免疫抑制剂、免疫缺陷人群,可能减弱C-TST 的反应性。

第六节　新型结核菌素皮肤试验 (C-TST)的影响因素

感染结核分枝杆菌的人进行 C-TST 会产生迟发型超敏反应,在注射局部表现出不同大小的反应强度。但在人体皮肤试验中,有许多因素可能削弱或者增强 C-TST 的反应强度。故在进行 C-TST 的操作和结果判断时,要注意避免受到各种因素的影响。

一、导致试验结果减弱的因素

(一) 个体因素

1. 微生物感染　病毒感染,如麻疹、腮腺炎、水痘等;细菌感染,如伤寒、布鲁氏菌病、重症结核病等;霉菌感染,如南美芽生菌等;

2. 活病毒疫苗预防接种,如麻疹、脊髓灰质炎疫苗等;

3. 代谢紊乱,如慢性肾炎;营养不良,如严重蛋白质缺乏;

4. 淋巴系统疾病,如霍奇金病、淋巴瘤、结节病等;

5. 药物,如皮质类固醇、免疫抑制剂等;

6. 年龄,如新生儿、老年人;

7. 应激状态,如外科手术、烧伤、精神病患者、移植物抗宿主反应等。

（二）试剂的影响

1. 试剂生产质量不符合质量要求；

2. 试剂没有在冷藏条件运输和保存,化学变性；

3. 试剂过期使用等。

（三）注射和查验反应的影响

1. 注入剂量不足 0.1mL(5U)；

2. 西林瓶开启后放置时间过长,超过 30 分钟仍在使用,或试剂吸入针管后放置时间超过 30 分钟；

3. 注射时暴露在强阳光下进行操作；

4. 查验反应的技术不熟练、不标准,特别是触摸硬结时用力过重或过轻；

5. 查验反应后记录错误等。

二、导致试验结果增强的因素

1. 复强作用 复强作用系指已经致敏的机体第二次进行皮肤试验时,反应较第一次增强。这种现象可发生在第一次皮试后 1 周,或最迟至数月或若干年以后发生,可发生在任何年龄。为避免复强作用可能产生的影响,如需要在近期内重复进行试验时,应选择不同手臂或同一手臂的不同部位进行注射。

2. 温度 与常温比较,皮试处加温可使 C-TST 阳性率及强阳性率增加,从而影响观察结果。因此在做 C-TST 时要嘱咐受试者 72 小时内皮试部位不要用温热水浸泡。

3. 月经周期 研究显示月经周期内做试验可使阳性率增加,在女性受试者试验阳性时应注意此因素。

三、试验结果假阳性反应

假阳性反应是指机体进行 C-TST 反应时应该为阴性结果,但受多种因素的影响,使检测结果成为阳性,该阳性称为假阳性反应。可能的原因有：

1. 同一部位重叠试验(复强作用)；

2. 皮肤紫外线照射;

3. 测量误差。

四、试验结果假阴性反应

假阴性反应是指机体已受结核分枝杆菌感染,进行 C-TST 反应时应该为阳性结果,但受多种因素的影响,使检测结果成为阴性,该阴性称为假阴性反应。可能的原因有:

1. 机体处于变态反应窗前期　机体在感染结核分枝杆菌后 4~8 周内,细胞免疫尚未建立,这段时间称为"变态反应窗前期"。

2. 重症结核病患者　重症结核病患者如血行播散性结核病、结核性脑膜炎、干酪性肺炎患者,因传递免疫作用的致敏淋巴细胞减少,可使变态反应暂时受到抑制。

3. 病毒感染或急性传染病患者　HIV（人类免疫缺陷病毒）感染、AIDS（艾滋病）及急性传染病,如麻疹、猩红热、伤寒、水痘、腮腺炎、风疹、病毒性肝炎等疾患时,因机体免疫系统受到干扰,C-TST 试验可出现假阴性。

4. 结节病、肿瘤、营养不良等,影响机体免疫系统功能受损等情况。

为了充分发挥 C-TST 在结核病防控和临床应用中的作用,减少导致试验结果减弱、增强、假阳性和假阴性的产生,要注意从试剂的生产、运输、存储、使用等各方面做好质量控制工作。要根据试验目的,了解受试对象的健康和有关疾病的影响情况。现场操作前要做好操作人员的培训,在注射、查验反应、记录、感染控制等各环节进行标准化培训和操作。

第四章 新型结核菌素皮肤试验（C-TST）不良反应及处理

C-TST 不良反应主要表现以注射部位瘙痒和注射部位疼痛为主，一般无需处理会自行好转。注射部位引起的强阳性反应，必要时进行处理。为此，医疗卫生保健人员在进行 C-TST 前，应充分了解不良反应的种类和处理原则。

第一节 不良反应种类和发生情况

一、国际医学科学组织委员会（CIOMS）对不良反应发生率的分级

国际医学科学组织委员会（CIOMS）对不良反应发生率共分为 5 级：

十分常见：≥10%；

常见：1%～10%，含 1%；

偶见：0.1%～1%，含 0.1%；

罕见：0.01%～0.1%，含 0.01%；

十分罕见：<0.01%。

二、C-TST 临床试验不良反应发生情况

（一）全身不良反应

常见：发热：<2.08%、乏力：<1.28%、头痛：<3.13%、尿蛋

白检出:<1.04%;

　　未发生严重不良事件（SAE）,1 例全身过敏性皮疹与研究药物可能有关。

（二）局部常见不良反应

　　十分常见:注射部位瘙痒:<12.84%;

　　常见:注射部位瘀点:<4.17%、注射部位痛:<1.04%。

（三）强阳性反应

　　C-TST 能引起结核杆菌感染者在注射部位特异的皮肤变态反应。如注射局部出现水泡、坏死、淋巴管炎者均属强阳性反应。

　　Ⅲ期临床试验结果显示注射重组结核杆菌融合蛋白（EC）后三类强阳性反应发生率:

　　1. 局部水疱的发生率为 3.82%（123/3 221）,符合 CIOMS 对不良反应发生率分级中常见的范围（1%～10%）;

　　2. 局部坏死的发生率为 0.06%（2/3 221）,符合 CIOMS 对不良反应发生率分级中罕见的范围（0.01%～0.1%）;

　　3. 局部淋巴管炎的发生率为 3.26%（105/3 221）,符合 CIOMS 对不良反应发生率分级中常见的范围（1%～10%）。

三、二次皮试的安全性

　　重组结核杆菌融合蛋白（EC）Ⅲ期临床试验入组了 318 例卡介苗接种的健康人群,161 例卡介苗安慰剂接种的健康人群,分别在卡介苗或卡介苗安慰剂接种前以及接种后 84 天,进行了 2 次皮试。

　　安全性观察数据显示,全身不良反应主要为发热,局部不良反应主要为注射部位瘙痒、注射部位疼痛,2 次皮试各种不良反应发生率较第一次皮肤试验未见明显增加。

第二节　不良反应的处理

　　重组结核杆菌融合蛋白（EC）是一种体内使用生物制品,医疗卫生保健人员在 C-TST 前应充分了解生物制品相关不良反应的种类和处理原则。

一、全身不良反应

(一) 发热、乏力、头痛

根据重组结核杆菌融合蛋白(EC)临床试验结果,发热、乏力、头痛为本品使用常见不良反应。注射 C-TST 后出现发热首先要与其他引起发热的疾病鉴别。如确为 C-TST 所致,轻度发热无需特殊处理,休息后自然消退;中重度发热者,要进行对症治疗,并做好观察,直到发热改善。乏力、头痛者适当休息并进行医学观察,一般可自行缓解,中重度发热者会引起乏力、头痛,随发热减退,症状将减轻。但症状持续无法缓解时需及时就医。

(二) 过敏反应

过敏反应可表现为全身皮肤瘙痒,部分患者可出现皮疹,极少数患者出现过敏性休克反应。全身皮肤瘙痒和皮疹可以服用抗组胺药对症处理。如果发生过敏性休克,需要按照过敏性休克处置程序及时处理,必要时皮下注射 0.1%肾上腺素 0.5~1.0mL。

二、局部不良反应

C-TST 后出现一般阳性的局部红晕、硬结,不需处理,几天后即可自行消退。局部出现水泡、溃疡、坏死及淋巴管炎等强烈反应时,应做适当处理。

1. 水泡　小水泡时保持局部清洁、干燥,避免抓挠;注射部位出现大水泡,用消毒过的空针将水泡内液体抽出,保持局部清洁,用消毒纱布包扎,以免污染。

2. 溃疡或坏死　保持局部清洁,涂搽外用地塞米松(0.05%)或肤轻松软膏(0.025%),并覆盖无菌纱布,以防感染。

3. 淋巴管炎　患肢限制活动,早期可采取热敷,缓解症状。

4. 病灶反应　对病原学阴性肺结核患者进行诊断和鉴别诊断使用 C-TST 后,个别患者肺部病灶周围毛细血管扩张,通透性增加,浸润渗出增多,发生反应性病灶周围炎。这种情况一般不必特殊处理,随诊观察,一周内病灶周围炎多可自行消退。

5. 注射部位瘙痒和疼痛　发生注射部位瘙痒者,可进行对症处理,预防感染,告诫病人勿抓、挠,或用0.5%碘伏棉签擦拭。出现注射部位疼痛者,一般不必特殊处理,随诊观察,一周内多可自行消退。

使用重组结核杆菌融合蛋白(EC)后,如果受试者出现上述不良反应以外的不良反应情况,应参照生物制品相关不良反应的处理原则采取适当措施,或推荐到医疗机构就诊。

第五章 新型结核菌素皮肤试验(C-TST)的质量控制

C-TST的质量控制十分重要,是保证试验是否成功和有效的必要条件。C-TST的质量控制包括从试剂的生产、运输、储存、使用等各个环节,操作人员操作和记录全过程的质量控制以及受试对象的配合等。

第一节 重组结核杆菌融合蛋白(EC)的保存

重组结核杆菌融合蛋白(EC)为无色澄明液体,具有很好的稳定性。导致本品效价降低或失效的主要原因包括光线、温度和时间等。为此,在重组结核杆菌融合蛋白(EC)储存工作中,应注意以下几点:

1. 为保持重组结核杆菌融合蛋白(EC)的效价,本品在储存及运输过程中应冷藏(2~8℃)、闭光保存。

2. 重组结核杆菌融合蛋白(EC)试剂在冷藏保存时,应与其他注射剂(包括皮肤试验试剂、疫苗注射剂、药物注射剂等)分开存放,不得混合存放和混装。

3. 每批储存的重组结核杆菌融合蛋白(EC)试剂,要登记储存时间、试剂批号、规格、数量、效期等,保证在有效期内使用;过期试剂不能使用。

4. 重组结核杆菌融合蛋白(EC)带到现场使用时,应放到便携式冰桶或冰包内。西林瓶不能直接放在冰上或冰水中浸泡,防止液体冻结变性。

5. 西林瓶打开后或试剂吸入注射器后,应在 30 分钟以内使用。超过时间将影响试剂效价。

6. 注射时应避免日光直接照射,日光照射导致试剂效价降低。

7. 使用单位要有专人负责重组结核杆菌融合蛋白(EC)储存保管工作。

第二节 重组结核杆菌融合蛋白(EC)使用注意事项

1. 试验前应先核对品名、剂量及有效期,检查重组结核杆菌融合蛋白(EC)试剂的规格和质量。如出现混浊、有沉淀和变质、安瓿破损及过期等不得使用。使用前必须非常小心检查核对各项内容,不能错用,否则可能造成严重事故。

2. 在开启西林瓶和注射时,应注意防止重组结核杆菌融合蛋白(EC)试剂溅入操作者或受试者眼内,若不慎溅入眼内,应立即用清水冲洗。

3. 西林瓶开启后需在 30 分钟内用完,或试剂吸入注射器30 分钟内需用完。未用完的试剂应废弃。

4. 紫外线照射可降低试剂的效价,试剂不宜被日光直射,应放在盒内冷藏避光保存。C-TST 应在室内明亮处进行,避免阳光照射降低试剂效价,同时提高受试者皮肤对重组结核杆菌融合蛋白(EC)的灵敏度。

5. C-TST 实行每人一针一管。西林瓶或注射器内注射量不足 0.1mL 不能给受试者使用。

6. C-TST 操作人员需要经过培训,能进行规范化操作。C-TST 注射部位、深浅、剂量、结果观察、登记记录等需要规范化。

7. 用完的重组结核杆菌融合蛋白(EC)试剂西林瓶需要集中收集,按照医用废品统一销毁。切忌将碎片撒落在地上,防止刺伤他人。

第三节　受试者健康教育与管理

1. 在开展试验前操作人员要做好受试者的宣传教育工作。宣传内容包括试验目的和意义,C-TST 出现的反应和处理原则,避免受试者情绪紧张。

2. 操作人员在对受试者进行 C-TST 前,应询问受试者的健康状况,了解受试者有无其他疾病和禁忌证,对有禁忌证者不进行 C-TST。

3. 操作人员为受试者进行试验时,记录受试者使用重组结核杆菌融合蛋白(EC)的批号、受试者编号、姓名、皮试时间、联系方式等。

4. 操作人员在对受试者注射时或注射后要注意观察有何不适情况,注射后就地休息观察 15~30 分钟。

5. 当注射时、注射后发现受试者出现晕厥、癔症反应、过敏反应及过敏性休克,应及时进行处理。

6. 告知受试者 48~72 小时返回(或按照标准方法摆放测量卡尺拍摄照回传)看结果,确保受试者复验率。

7. 对受试者复验结果时,应按照要求测量并记录红晕、硬结反应(以横径+纵径的平均作为判断标准),是否有水泡、溃疡,以及测量时间等,并对注射局部形成的溃疡、感染和坏死等并发症,及时给予对症处理。

8. 应对 C-TST 进行分析和处理。对 C-TST 反应强阳性者,需结合临床进一步进行结核病相关检查,对诊断的结核病患者进行抗结核治疗。C-TST 反应阳性者,经检查排除活动性结核病,诊断为 LTBI 者,符合化学预防条件者,可进行抗结核预防性化疗和管理,或免疫预防,或医学观察。

第四节　人　员　培　训

为了规范 C-TST 的操作、统一测量和结果判定标准,开展

C-TST 之前,医护人员须经专业培训。培训内容包括:

一、培训内容

(一)掌握 C-TST 前的准备工作

1. 试验前的物资准备。需要掌握按照"操作前物品准备清单"准备各种物品,包括计算各种物品的数量等。

2. 重组结核杆菌融合蛋白(EC)产品准备。该产品有 3 种规格:每瓶 0.3mL、0.5mL 和 1.0mL。在不同情况下选择不同规格产品使用。在大规模调查、操作人员多时,可选择每瓶 1.0mL 或每瓶 0.5mL 的规格,在临床使用时,可选择每瓶 0.3mL 的规格。也可根据库存等具体情况选择不同规格使用。

3. 受试对象的登记方法、内容、询问健康状况、禁忌证等。

4. 受试对象的科普宣传。C-TST 的目的、意义、注射后的反应和处理原则等。

5. 急救药品准备的种类、数量清点和使用等。

(二)C-TST 操作方法

要求每位学员正确掌握 C-TST 操作方法,这是试验的核心和结果准确的关键。按照 C-TST 操作步骤,首先是注射部位正确选择,其次是局部消毒和皮内注射,最后是注射后观察。

操作过程中,要严格执行操作注意事项,避免可能造成的医疗事故和纠纷发生。根据试验群体不同,C-TST 基本信息填写在 C-TST 检查记录表或个案记录表中。

(三)EC 结果判读和记录

参加查验工作的每位学员要掌握 C-TST 后结果的判读并做好记录,为下一步临床工作提供可靠的试验结果。

准确掌握观察时间、红晕硬结的测量方法、记录的方法。根据试验群体不同,C-TST 查验信息填写 C-TST 检查记录表或个案记录表。

(四)不良反应的处理

在 C-TST 工作中不良反应虽然少见,但不可避免。所以,每位学员必须了解可能出现的不良反应、不良反应分类、发生情况、不良反应处理等。

掌握正确的处理方法，以保证后续工作的顺利开展。受试者如出现本手册描述的不良反应以外的不良反应情况，应参照生物制品相关不良反应的处理原则采取适当措施。

二、培训方式

1. 邀请有关专家（培训师、护士长等）进行理论授课并进行讨论，掌握基本理论知识和方法。

2. 邀请标准化操作的护士长带教，现场演示皮内注射操作方法、C-TST 试验结果的测量、记录等。

3. 操作者的现场实践培训。对有皮肤实验操作经验的医疗卫生人员主要培训操作的标准化要求。

三、培训与考核

1. 培训和考核前准备　前 3 天，准备 5 名志愿者，选择经过培训的标准化操作的医疗卫生人员（或护士长）作为培训师，提前对志愿者进行 C-TST，供培训期间结果判读考核用。

2. 理论培训　由培训师进行理论培训。

3. 试验标准化操作演示和操作实践

（1）由培训师选择学员中 1~2 名志愿者进行 C-TST 的标准化操作演示，并进行逐步讲解。

（2）由培训师对培训前准备的 5 名志愿者进行 C-TST 的结果标准化测量的示范。各学员分组进行测量和判读，将结果填入《皮试结果检查培训和考核记录》中（表 5-1），并将结果与培训师判读的结果进行比较。每个学员测量 48~72 小时后 5 个试验受试者的结果，与经验丰富、标准化操作的培训师的测量结果进行比较。

评价标准：C-TST 红晕/硬结平均直径相差 ≤2mm 为合格，≥3mm 为不合格。5 个受试者测量出现 2 个不合格，需要重新进行标准化操作培训。

表 5-1　皮试结果检查培训和考核记录

地点：

时间点	编号	测量结果/mm					误差是否存在±2mm	问题
		测量人 1	测量人 2	测量人 3	测量人 4	平均值/mm		
h	受试者 1	红晕：× 硬结：× 签名： 时间：	红晕：× 硬结：× 签名： 时间：	红晕：× 硬结：× 签名： 时间：	红晕：× 硬结：× 签名： 时间：	红晕： 硬结：	□是 □否	
	受试者 2	红晕：× 硬结：× 签名： 时间：	红晕：× 硬结：× 签名： 时间：	红晕：× 硬结：× 签名： 时间：	红晕：× 硬结：× 签名： 时间：	红晕： 硬结：	□是 □否	
	受试者 3	红晕：× 硬结：× 签名： 时间：	红晕：× 硬结：× 签名： 时间：	红晕：× 硬结：× 签名： 时间：	红晕：× 硬结：× 签名： 时间：	红晕： 硬结：	□是 □否	

时间

续表

地点									
时间点	编号	测量人 1	测量人 2	测量人 3	测量人 4	平均值/mm	误差是否在 ±2mm	问题	
				测量结果/mm		时间			
h	受试者 4	红晕：× 硬结：× 签名： 时间：	红晕：× 硬结：× 签名： 时间：	红晕：× 硬结：× 签名： 时间：	红晕：× 硬结：× 签名： 时间：	红晕： 硬结：	□是 □否		
	受试者 5	红晕：× 硬结：× 签名： 时间：	红晕：× 硬结：× 签名： 时间：	红晕：× 硬结：× 签名： 时间：	红晕：× 硬结：× 签名： 时间：	红晕： 硬结：	□是 □否		

名词中英文对照

重组结核杆菌融合蛋白（EC）（recombinant mycobacterium tuberculosis fusion protein, ESAT6-CFP10）

新型结核菌素皮肤试验（creation tuberculin skin test, C-TST）

结核潜伏感染（latent tuberculosis infection, LTBI）

γ-干扰素释放试验（interferon gamma release assays, IGRAs）

迟发型变态反应（delayed-type hypersensitivity, DTH）

细胞免疫（cellular immunity）

国际单位（international unit, IU）

单位（unit, U）

皮内注射法（intradermic injection, ID）

发病率（incidence rate）

孟都氏法（Mantoux method）

结核分枝杆菌（mycobacterium tuberculosis, MTB）

纯蛋白衍化物（purified protein derivative, PPD）

结核（tuberculosis, TB）

结核杆菌素皮肤试验（tuberculin skin test, TST）

结核杆菌单位（tuberculin unit, TU）

卡介苗（bacillus Calmette Guérin vaccine, BCG）

人免疫缺陷病毒（human immunodeficiency virus, HIV）

获得性免疫缺陷综合征（acquired immunodeficiency syndrome, AIDS）

参 考 文 献

［1］WHO.Global Tuberculosis Report［R］.Genova：World Health Organization 2019.

［2］全国结核病流行病学抽样调查技术指导组,全国结核病流行病学抽样调查办公室.2000 年全国结核病流行病学抽样调查报告［J］.2002,24(2)：65-108.

［3］HOUBEN R M G J,DODD P J.The global burden of latent tuberculosis infection：a re-estimation using mathematical modelling［J］.PLoS medicine,2016,13(10)：e1002152.

［4］周利君,李锋,卢水华.以结核分枝杆菌特异性抗原为基础的皮肤试验研究进展［J］.中华结核和呼吸杂志,2015,38(8)：619-622.

［5］World Health Organization.Guidelines on the management of latent tuberculosis infection［M］.Genova：World Health Organization,2014.

［6］施雯慧,成诗明,陈伟.结核潜伏性感染诊断研究进展［J］.疾病监测,2012(3)：78-83.

［7］COHN D L,O' BRIEN R J,GEITER L J,et al.Targeted tuberculin testing and treatment of latent tuberculosis infection［J］.MMWR Morb Mortal Wkly Rep,2000,49(6)：1-54.

［8］WHO.Global Tuberculosis Report［R］.Genova：World Health Organization,2015.

［9］国家卫生健康委员会.中国结核病预防控制工作技术规范(2020年版)［Z］.2020.

［10］唐神结.菌阴肺结核患者的临床特征［J］.中华结核和呼吸杂志,2005,28(10)：674-676.

［11］中华人民共和国国家卫生和计划生育委员会.肺结核诊断标准：WS 288-2017［S/OL］.(2017-11-9)［2020-11-10］.https：//www.doc 88.com/

p-9718417985531.html.

[12] 蒋明娟,刘思静,汪川.潜伏性结核感染诊断抗原研究进展[J].现代预防医学,2017(20):195-198.

[13] World Health Organization.Latent tuberculosis infection:updated and consolidated guidelines for programmatic management[R].Genova:World Health Organization,2018.

[14] 中华医学会结核病学分会儿童结核病专业委员会,国家儿童医学中心,首都医科大学附属北京儿童医院,等.儿童结核分枝杆菌潜伏感染筛查和预防性治疗专家共识[J].中华结核和呼吸杂志,2020,43(4):345-349.

[15] 全国结核病流行病学抽样调查领导小组.1979年全国结核病流行病学抽样调查综合简报[J].中华结核和呼吸系疾病杂志,1982,5(2):67-70.

[16] 全国结核病流行病学抽样调查领导小组.全国第二次结核病流行病学抽样调查综合简报[J].中华医学杂志,1990,70(5):291.

[17] GENERAL.第三次全国结核病流行病学抽样调查报告[J].中华结核和呼吸杂志,1992,15(2):69-71.

[18] 全国结核病流行病学抽样调查技术指导组.第四次全国结核病流行病学抽样调查报告[J].中华结核和呼吸杂志,2002(1):6-10.

[19] 赵雁林.结核病实验室诊断技术培训教程[M].北京:人民卫生出版社,2014.

[20] 葛广秀,彭义利.结核杆菌素试验复强反应发生率及机理的探讨[J].中国防痨杂志,1995(4):173-175.

[21] VAN ZYL-SMIT R N,PAI M,PEPRAH K,et al.Within-subject variability and boosting of T-cell interferon-γ responses after tuberculin skin testing[J].American Journal of Respiratory and Critical Care Medicine,2009,180(1):49-58.

[22] 缪海锋,盛吉芳.干扰素-γ释放试验(IGRA)在结核病诊断中的研究进展[C]// 中华医学会第十六次全国病毒性肝炎及肝病学术会议论文汇编.

[23] ARLEHAMN C S L,SIDNEY J,HENDERSON R,et al.Dissecting mechanisms of immunodominance to the common tuberculosis antigens ESAT-6,CFP10,Rv2031c(hspX),Rv2654c(TB7.7),and Rv1038c(EsxJ)

[J].The Journal of Immunology,2012,188(10):5020-5031.

[24] 刘二勇,周林,成诗明.结核分枝杆菌潜伏性感染及预防性治疗研究进展的系统评价[J].中国防痨杂志,2013,35(4):231-239.

[25]《中国防痨杂志》编辑委员会,中国医疗保健国际交流促进会结核病防治分会基础学组和临床学组.现阶段结核抗体检测在我国临床应用的专家共识[J].中国防痨杂志,2018,40(1):9-13.

[26] LALVANI A.Diagnosing tuberculosis infection in the 21st century:new tools to tackle an old enemy[J].Chest,2007,131(6):1898-1906.

[27] CHAPMAN A L N,MUNKANTA M,WILKINSON K A,et al.Rapid detection of active and latent tuberculosis infection in HIV-positive individuals by enumeration of Mycobacterium tuberculosis-specific T cells[J]. Aids,2002,16(17):2285-2293.

[28] SPENCER J S,KIM H J,MARQUES A M,et al.Comparative analysis of B-and T-cell epitopes of Mycobacterium leprae and Mycobacterium tuberculosis culture filtrate protein 10[J].Infection and Immunity,2004,72 (6):3161-3170.

[29] LEWINSOHN D M,ZHU L,MADISON V J,et al.Classically restricted human CD8+ T lymphocytes derived from Mycobacterium tuberculosis-infected cells:definition of antigenic specificity[J].The Journal of Immunology,2001,166(1):439-446.

[30] GAO L,LU W,BAI L,et al.Latent tuberculosis infection in rural China: baseline results of a population-based, multicentre, prospective cohort study[J].The Lancet Infectious Diseases,2015,15(3):310-319.

[31] LI F,XU M,ZHOU L,et al.Safety of recombinant fusion protein ESAT6-CFP10 as a skin test reagent for tuberculosis diagnosis:an open-label, randomized,single-center phase I clinical trial[J].Clinical and Vaccine Immunology,2016,23(9):767-773.

[32] LI F,XU M,QIN C,et al.Recombinant fusion ESAT6-CFP10 immunogen as a skin test reagent for tuberculosis diagnosis:an open-label,randomized,two-centre phase 2a clinical trial[J].Clinical Microbiology and Infection,2016,22(10):889.